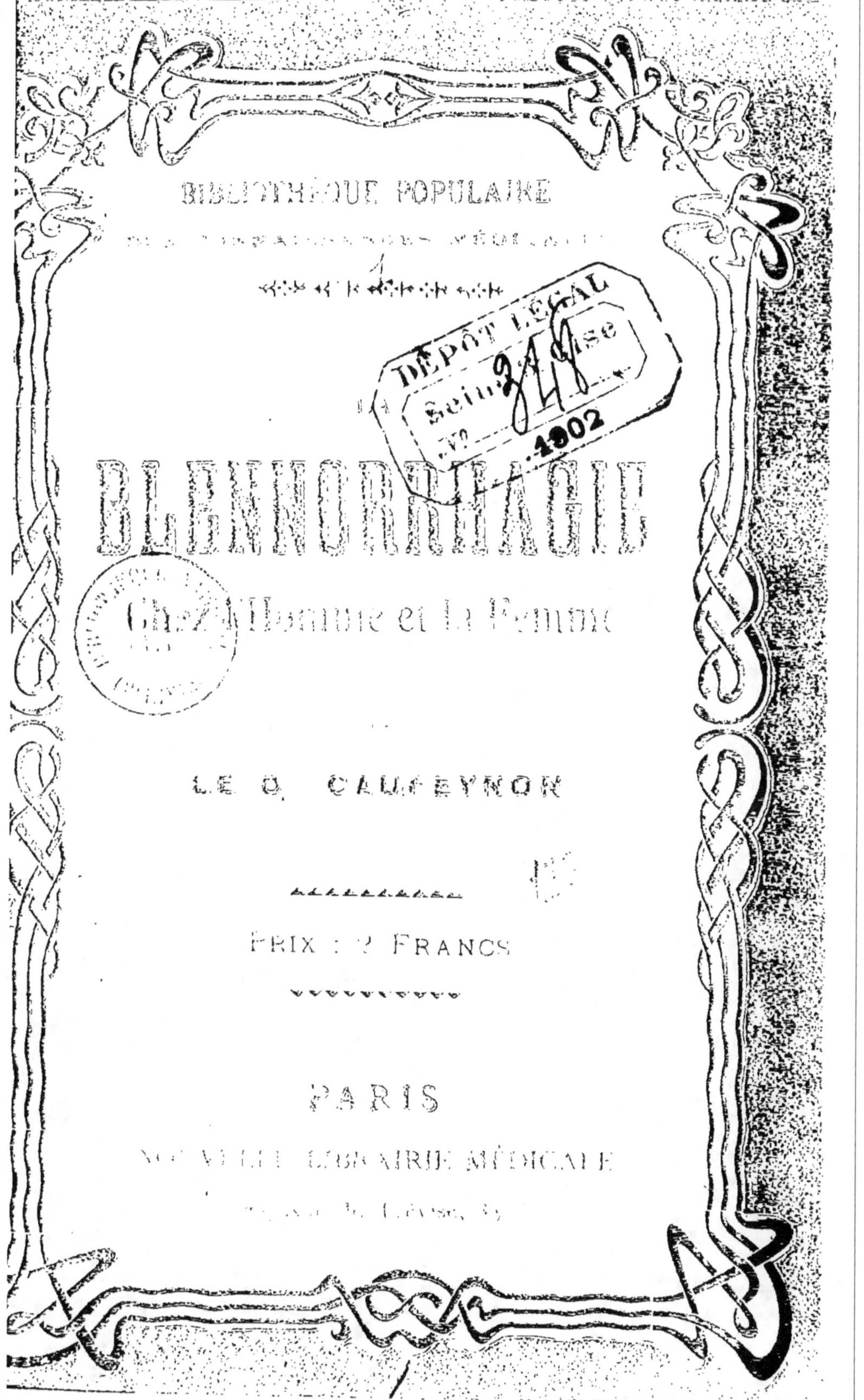

BLENNORRHAGIE

Chez l'Homme et la Femme

LE Dr CAUFEYNON

PRIX : 2 FRANCS

PARIS

NOUVELLE LIBRAIRIE MÉDICALE

LA BLENNORRHAGIE

(Coulante, Chaude-Pisse)

CHEZ L'HOMME ET LA FEMME

Docteur CAUFEYNON

LA

BLENNORRHAGIE

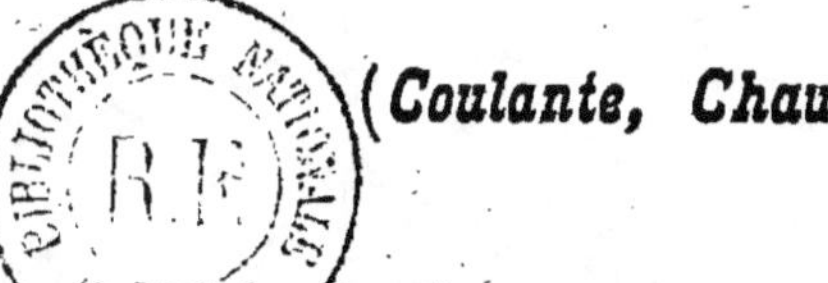

(Coulante, Chaude-Pisse)

CHEZ L'HOMME ET LA FEMME

PARIS

NOUVELLE LIBRAIRIE MÉDICALE

39, RUE DE TRÉVISE, 39

I

LA BLENNORRHAGIE

(Coulante, Chaude-Pisse)

———

Généralités sur la chaude-pisse.
Causes. — Observations des Drs Ricord, Fournier,
Cullerier, etc.
Conditions générales du développement de la maladie.
Une recette du Dr Ricord pour attraper
la chaude-pisse.

I

LA BLENNORRHAGIE

(Coulante, Chaude-Pisse)

Généralités sur la chaude-pisse. — Causes. — Observations des Dʳˢ Ricord, Fournier, Cullerier, etc. — Conditions générales du développement de la maladie. — Une recette du Dʳ Ricord pour attraper la chaude pisse.

La Blennorrhagie paraît avoir été connue des anciens, car on croit la trouver indiquée dans les leçons de prophylaxie de Moïse :

« L'homme affecté d'un écoulement de
« semence sera déclaré impur; on recon-
« naîtra qu'il est affecté de ce mal à ce
« qu'une humeur impure s'attachera à sa
« personne, tous les lits où il dormira, tous
« les endroits où il se sera reposé, seront
« impurs. Vous apprendrez aux enfants
« d'Israël à se garder de l'impureté, afin

« qu'ils ne meurent pas dans la souillure.
« — (Lévitique).

Nulle part ailleurs on ne trouve mentionnée cette affection, il faut arriver aux médecins Arabes pour trouver une description de la Blennorrhagie, quoique encore peu étendue. Il semble singulier que cette maladie qui a surtout pour cause habituelle les excès vénériens, n'ait pas existé de tous temps ; les Anciens semblent n'avoir parlé que de l'écoulement simple provoqué par un échauffement passager.

La Blennorrhagie peut être considérée comme étant la plus commune de toutes les maladies. Dans les grands centres de population, dans les villes de mœurs faciles et de plaisirs, il est peu d'hommes qui y échappent et il en est beaucoup qui la subissent à plusieurs reprises.

Causes. — On a indiqué comme causes de la Blennorrhagie, non seulement la contagion, mais encore les excès vénériens, l'onanisme, les érections prolongées, les irritations de toute espèce, le contact de la femme au moment des règles, les excès alcooliques, abus de bière, de vins mousseux, etc., et certains médicaments, ou encore à l'influence maladive. Toutes les causes possibles et immaginables ont été mises en avant, à tel point qu'on serait tenté de s'étonner qu'il se trouve un seul homme qui n'ait pas eu cette maladie !

En résumé, deux seules causes doivent être réellement admises : la contagion d'abord, et ensuite l'excitation excessive de l'urèthre, résultant des diverses influences, mais surtout par excès vénériens.

Le Dr Cullerier a dit que « quand un

homme vient consulter, avec une chaudepisse franche, il y a cent à parier contre un
qu'elle provient d'un coït impur ». Il est
beaucoup de médecins qui disent que la
contagion ne joue pas un rôle nécessaire ;
car la maladie peut naître dans d'autres cas;
Ricord a toujours tenu ce langage : « Lorsqu'on remonte, dit-il, de la manière la plus
rigoureuse et par l'observation la plus
sévère, aux causes déterminantes des Blennorrhagies les mieux caractérisées, on est
forcé de voir et de convenir que le virus spécial, fait le plus ordinairement défaut. Rien
de plus commun que de trouver des femmes
qui ont communiqué les Blennorrhagies les
plus intenses, les plus persistantes, aux
conséquences les plus variées et les plus
graves et qui n'étaient affectées que de
catarrhes de la matrice, quelquefois à peine
purulents. Assez souvent, le flux menstruel

paraît avoir été la cause seule de la maladie
communiquée. Dans un grand nombre de
cas enfin, on ne trouve rien, ou seulement
des écarts de régime, des excès dans les
rapports sexuels, l'usage de certaines boissons, de certains aliments; de là cette fréquence dans la croyance des malades,
croyance très souvent légitime, qu'ils tiennent leur chaudepisse d'une femme parfaitement saine; sur ce point, je reconnais
assurément toutes les causes d'erreur, et
j'ai la prétention de dire que personne plus
que moi ne se tient en garde contre les
fraudes de toute espèce semées sur les pas
de l'observateur; mais c'est avec connaissance de cause que je soutiens cette propo-
sition: — Fréquemment les femmes donnent
la Blennorrhagie sans l'avoir. — Quand on
étudie la Blennorrhagie sans prévention, on
est forcé de reconnaître qu'elle se produit

souvent sous l'influence de la plupart des causes qui peuvent déterminer l'inflammation des autres muqueuses. »

Le Dr Fournier observe ce qui suit : « Plus de soixante fois, j'ai pu examiner des femmes avec lesquelles des Blennorrhagies vraies avaient été contractées; or, de cette étude, il en résulte pour moi, la conviction que l'opinion de mon maître (Ricord) est seule vraie, la seule acceptable, la seule conforme aux faits d'observation journalière. Il me semble même qu'elle reste au-dessous de la vérité. Ricord dit: *fréquemment* les femmes donnent la Blennorrhagie sans l'avoir; c'est à mon sens, *le plus fréquemment* qu'il aurait fallu dire: pour une Blennorrhagie qui résulte de la contagion, il en est trois au moins où la contagion ne joue aucun rôle. De ce que j'ai vu et observé jusqu'à ce jour, il résulte pour moi que l'homme est plus souvent coupable de sa Blennorrhagie que la femme dont il semble la tenir ; *il se donne plus souvent la chaudepisse qu'il ne la reçoit.* »

La cause la plus commune est sans contredit l'irritation du canal de l'urèthre. L'excès vénérien constitue l'origine la plus fréquente de cette excitation et, partant, de la maladie. L'abus des boissons alcooliques, et les excès de table, sont des causes évidentes d'irritation; ce sont des causes, tout au moins auxiliaires, associées à l'excès vénérien, elles concourent énergiquement à déterminer la Blennorrhagie.

Il y a énormément de sujets qui contractent la chaudepisse en s'échauffant avec une femme après une orgie, après de trop copieuses libations de champagne ou de bière. Il en est qui la contractent après un coït incomplet ou l'éjaculation s'est fait longtemps et vainement attendre.

Le contact du flux menstruel, pas plus que celui du muco-pus des flueurs blanches, ne déterminent pas toujours la Blennorrhagie. Le Dr Guérin dit que c'est par milliers que l'on compte des jeunes filles qui ont eu la leucorrhée au moment où elles se marient, « combien y en a-t-il qui donnent la chaude-pisse à leurs maris ? Si les flueurs blanches étaient contagieuses, les hommes seraient forcés de renoncer au mariage dans les grandes villes, où les conditions hygiéniques développent de la leucorrhée chez la plupart des jeunes filles ».

Il paraît certain que le commerce habituel d'une femme peut émousser complètement l'action irritante de ces humeurs, pour lesquelles il s'établit alors une sorte de tolérance que Ricord a désignée sous le nom énergique d'*acclimatement*.

Mais il ne s'ensuit pas que ces affections ne jouent un certain rôle dans la chaudepisse. Cela dépend du caractère d'irritation que ces liquides présentent, comme aussi, ils ne sont pas toujours également actifs en ce sens.

Le flux menstruel est souvent aussi suffisamment âcre pour déterminer une action inflammatoire sur la vulve, ce qui permet de ne pas s'étonner qu'il irrite le canal de l'urèthre chez l'homme qui subit le contact.

Ricord et beaucoup d'autres médecins ont trouvé souvent des femmes absolument saines, alors que des hommes avaient eu la chaudepisse après avoir cohabité avec elles ; cela peut s'expliquer en ce sens que la femme n'est pas toujours coupable de la Blennorrhagie chez l'homme, et que la maladie n'a pas toujours besoin, pour se développer, de l'irritation inflammatoire des divers écoulements des parties génitales de la femme et qu'elle peut se produire, indépendamment de cette cause spéciale, sous d'autres influences personnelles à l'homme et auxquelles la femme reste plus ou moins étrangère.

On cite encore, comme pouvant, sinon déterminer par elle-même la chaudepisse, mais y aider, la masturbation, l'érection prolongée, la succion, les bains chauds trop prolongés après le coït, etc.

CONDITIONS GÉNÉRALES. — La Blennorrhagie se produit avec plus de fréquence chez les sujets blonds, lymphatiques, scrofuleux, chez ceux qui abusent des plaisirs, qui s'épuisent dans les veilles, les orgies, les fatigues de la débauche. Il est encore des individus chez lesquels la maladie se développe avec une facilité toute particulière, à propos du moindre excès, du moindre écart, et au contact d'une femme qui ne communiquerait rien à d'autres. Comme aussi il en est qui abusent de tout, méritent cent fois la chaudepisse et lui échappent toujours.

Ceux qui ont déjà eu la Blennorrhagie, sont plus aptes que d'autres à la contracter de nouveau.

Lorsque la Blennorrhagie ne provient pas de contagion proprement dite, elle a pour origine des causes associées: excès vénériens, excitations alcooliques, irritations; la maladie se développe sous ces influences combinées qui, prises isolément, ne la déterminent pas.

C'est ainsi que l'on voit un individu ayant vécu plusieurs mois, plusieurs années, avec une femme ayant des flueurs blanches ou un catarrhe, prendre tout à coup une chaude-pisse avec elle; quelle est donc cette cause? C'est qu'à l'irritation habituelle s'est jointe une autre excitation du canal, sous l'influence d'un excès de régime. C'est pourquoi une femme peut donner une chaudepisse à un autre qui s'est échauffé davantage avec elle, qui s'est livré au coït après des libations exagérées, ou soit qu'il ait une prédisposition quelconque.

C'est l'histoire de la femme mariée qui ne donne rien à son mari et de laquelle reçoit la chaudepisse un amant passionné. Cela explique encore pourquoi la Blennorrhagie se prend bien plus souvent avec une maîtresse avec laquelle on s'excite que dans le rapport avec une fille publique, rapport habituellement unique, froid et rapide.

A propos de la multiplicité des causes

auxquelles sont dues la Blennorrhagie. Ricord a donné cette *recette pour attraper la
chaudepisse :*

« — Voulez-vous attraper la chaudepisse ?
dit-il, en voici les moyens : Prenez une femme
lymphatique, pâle, blonde plutôt que brune,
aussi fortement leucorrhique que vous pour-
rez rencontrer, dînez de compagnie, dé-
butez par des huîtres et continuez par des
asperges; buvez sec et beaucoup : vin blanc
champagne, café, liqueurs, tout cela est
bon; dansez à la suite de votre repas et fai-
tes danser votre compagne, échauffez-vous
bien et ingérez force bière dans la soirée; la
nuit venue, conduisez-vous vaillamment,
deux ou trois rapports ne sont pas de trop
et mieux vaut davantage; au réveil n'oubliez
pas de prendre un bain chaud et prolongé,
ne négligez pas, non plus, de faire une injec-

tion; ce programme rempli consciencieuse-
ment, si vous n'avez pas la chaudepisse,
c'est que Dieu vous protège ! »

II

LA BLENNORRHAGIE CHEZ L'HOMME

II

LA BLENNORRHAGIE CHEZ L'HOMME

SYMPTOMES. — La Blennorrhagie ne suc-
cède pas immédiatement au coït, il s'écoule
toujours un certain intervalle. La durée de
cette période est plus ou moins longue, elle
est ordinairement de quatre à cinq jours.

L'invasion de la maladie est le plus souvent annoncée par une sensation particulière
éprouvée dans le canal, par un prurit, un
chatouillement vers le bout de la verge, et
une sorte de brulûre plus ou moins vive au
sortir de l'urine. Puis une humeur opaline se
présente à l'orifice du canal et colle les lèvres

légèrement rouges et tuméfiées. Dès ce moment on peut faire sortir par la pression quelques gouttelettes d'un liquide blanchâtre, filant et visqueux.

Ces prodromes s'accentuent bientôt ; l'émission de l'urine détermine une cuisson plus notable ; l'écoulement augmente en même temps qu'il change de couleur, il devient jaunâtre, il souille le linge fortement, la verge se congestionne.

Quatre à cinq jours après, les phénomènes prennent un plus haut degré d'intensité ; l'écoulement devient verdâtre ; des douleurs de plus en plus vives accompagnent l'évacuation des urines, des érections répétées et très pénibles troublent le sommeil, surtout dans la deuxième partie de la nuit : le pénis est sensible, tuméfié et endolori, le gland est rouge, turgescent ; tout enfin témoigne d'une violente irritation des parties.

L'éjaculation se produit parfois à la suite de ces érections. Au moment de la période aiguë, elle est excessivement douloureuse, elle détermine une sensation atroce de déchirement intérieur, elle est suivie parfois d'une hémorrhagie du canal, généralement peu grave.

———

MARCHE et DURÉE. — L'inflammation débute au gland et se propage d'avant en arrière, elle présente quatre périodes. La 1re *période de début* dure environ quatre jours ; la 2me *période d'acuité* se prolongeant en général du second septenaire, parfois sur le troisième. La 3me *période d'état*, très inégale en durée. La 4me *période de déclin*, plus variable encore que celle d'état, plus ou moins courte suivant le traitement.

La Blennorrhagie convenablement traitée,

peut être guérie dans une période de 25 à 30 jours, mais bien plus souvent elle dure deux mois et même trois. Ce qui fait la longue durée de la chaudepisse en général, c'est la période de déclin qui fréquemment résiste à tous les traitements ; s'il est réduit parfois à l'état de simple suintement, l'amélioration progressive ne se maintient pas, vainement on redouble de soins, rien n'y fait, cet état se prolonge indéfiniment et c'est lui qui constitue l'énorme durée de certaines Blennorrhagies.

En général, on peut dire que plus une chaudepisse a été violente et aiguë, plus elle s'éteint rapidement ; c'est là le fait général d'une première Blennorrhagie; elle est aiguë, douloureuse et pénible, mais elle s'éteint assez facilement. Telles ne sont pas les suivantes: moins vives, elles sont en revanche plus opiniâtres et plus longues.

On a vu des Blennorrhagies méthodiquement traitées, dont l'écoulement avait complètement cessé, reparaître au bout de six à huit jours. Après nouveau traitement, nouvelle guérison, seconde rechute et ainsi de suite jusqu'à trois, quatre et même six fois. C'est à cette forme de la maladie qu'on a donné le nom de *Chaudepisse à répétition*.

La Blennorrhagie aboutit souvent à la Blennorrhée ou *goutte militaire*, elle est très fréquente. Elle se présente sous forme d'un suintement ; pendant le jour le linge du malade n'est pas taché, le canal est simplement humide, mouillé d'une liqueur incolore et filante qui agglutine incomplètement les lèvres du méat. Le matin au lever il se présente à l'orifice du canal une goutte laiteuse ou légèrement jaunâtre, c'est même moins une goutte liquide en certain cas qu'un grumeau consistant. Déposée sur le linge, elle fait une tache à centre jaune et à large auréole grise. C'est elle encore qui, chassée par l'urine, produit ces longs filaments blanchâtres qui nagent dans le liquide.

Cette affection passe souvent inaperçue et dure des années, elle s'épuise *usée par le temps*.

———

COMPLICATIONS. — *L'adénite* se présente très souvent au début de la période aiguë de la Blennorrhagie, elle est constituée par une tuméfaction légèrement douloureuse des glandes inguinales. Cette douleur cède ordinairement au repos. D'autres fois il se produit un bubon, mais qui rarement est supuratif.

ORCHITE OU CHAUDEPISSE TOMBÉE DANS LES
BOURSES. — L'époque où se manifeste
la complication testiculaire est généralement
vers le dixième ou douzième jour de la
Blennorrhagie; celle-ci est la cause essen-
tielle de l'orchite. Il n'est pas rare que la
maladie se manifeste chez les sujets qui ont
suivi le régime le plus sévère, qui se sont
astreints religieusement à la médication la
plus méthodique, qui même ont gardé le lit.
Dans ce cas, la complication se développe
par le seul fait de la Blennorrhagie.

D'autres fois, l'orchite se manifeste à la
suite de certaines causes occasionnelles,
telles que l'excitation du canal au cours de la
maladie ; masturbation, pollutions involontaires, excès alcooliques, injections irritantes, des fatigues corporelles, marches for-
cées, équitation, danse, travaux musculaires,
efforts violents, influence du froid.

L'Orchite est une inflammation simple de l'épididyme ou vaisseaux spermatiques, le testicule lui-même reste presque toujours étranger.

Généralement les deux bourses ne sont prises que l'une après l'autre et jamais en même temps.

La maladie s'annonce par une douleur vague dans l'une des bourses, souvent par une sensation de tiraillements dans le cordon, dans l'aine, des envies fréquentes d'uriner, parfois des frissons et de la fièvre.

Puis des douleurs plus ou moins vives se manifestent au niveau de l'une des bourses qui devient sensible au plus léger contact. Ces douleurs augmentent pendant la marche, par le moindre mouvement, et sont soulagées par le repos. Bientôt survient une tuméfaction qui s'accroît progressivement et arrive à doubler ou tripler le volume de la bourse.

Lorsque les deux organes sont affectés, il en résulte une oblitération absolue des voies spermatiques et, par suite, l'infécon-Le liquide ne contient plus de spermatozoïdes, le malade est devenu stérile !

———

PHIMOSIS et PARAPHIMOSIS. — Le Phimosis est une anomalie prépuciale et est caractérisé par un excès de développement uni à une étroitesse plus ou moins prononcée de l'orifice cutané. Ainsi disposé, le prépuce ne peut découvrir le gland à l'état de flaccidité ou d'érection, il le coiffe en quelque sorte, d'une manière plus ou moins complète. Bien que l'inflammation paraisse ne devoir survenir que dans le cas où le prépuce est très allongé, elle est aussi observée chez les gens qui en dehors des conditions morbides n'ont pas de Phimosis réel, mais le gland plus ou moins couvert. On comprend que, dans ce cas, sous l'influence d'une inflammation vénérienne ou autre, le prépuce s'engorge, s'infiltre et exerce une pression sur le gland.

Le *Paraphimosis* survient généralement chez un individu affecté de Phimosis, soit pendant le coït ou toute autre manœuvre; tantôt c'est un phimosis accidentel qui en est l'occasion, d'autres fois il est déterminé par une inflammation de la verge accompagnant des ulcérations chancreuses, ou des végétations. Quel que soit le mode de production, le Paraphimonis se développe ainsi: Le prépuce, ramené en arrière de la couronne du gland, exerce sur la base de cet organe une constriction produite par les bourrelets qu'il forme dans cette situation, bourrelets qui ne tardent pas à s'engorger et à devenir plus ou moins volumineux. Cette constriction est d'autant plus énergique, on le comprend, que l'orifice préputial est plus étroit.

La gravité du Paraphimosis est subordonnée à plusieurs conditions dont les principales sont la longueur du prépuce et ensuite l'étroitesse de son orifice. Naturellement, plus le prépuce sera long, plus l'inflammation aura d'intensité; si la lésion a été abandonnée à elle-même et si les phénomènes inflammatoires ont été violents, il n'est pas rare de voir survenir un phlegmon à la partie inférieure du prépuce.

Guersant a cité le fait d'un nouveau marié, qui, la première nuit de ses noces, eut un Paraphimosis dans ces conditions. Le Dr Tillaux parle aussi d'un cas semblable, mais avec cette particularité que l'accident s'est produit avant même la consommation du coït, au moment de l'entrée de la vulve.

BALANITE. — BALANO-PHOSTITE (*Blennorrhagie du gland*).

La cause prédisposante la plus active de la Balanite est incontestablement le Phimosis (voyez ce mot). Le gland et le prépuce chez les individus qui ne *découvrent pas*, sont l'un pour l'autre une cause d'irritation incessante. Il y a des sujets qui sont en outre affligés d'une sécrétion abondante de matières âcres, nauséabondes, fétides, au niveau de la couronne du gland, et qui sont d'autant plus irritantes qu'elles restent plus longtemps emprisonnées sous le prépuce : il suffit alors d'un simple défaut de soins de propreté pour engendrer la Balano-phostite.

L'urine en se répandant sur la muqeuse produit encore le même effet.

Le frottement des deux feuillets muqueux, de la couronne du gland et du prépuce suffit pour en déterminer l'inflammation réciproque. Les excitations mécaniques du coït ont souvent la Balano-phostite comme résultat. Dans le coït, il y a en outre des influences accessoires dont il faut tenir compte; car sans parler des humeurs contagieuses qui peuvent développer la maladie par le seul contact, il y a à faire la part des règles, des malpropretés des organes génito-urinaires de la femme, des flueurs blanches, comme causes déterminantes et adjuvantes de la Balano-phostite.

Le muco-pus propre à la Blennorrhagie appliqué sur la muqueuse du prépuce, y développe la Balanite, spéciale à cette partie.

La Balano-phostite blennorrhagique se produit surtout chez les individus jeunes à muqueuse préputiale fine, à prépuce allongé, étroit, chez ceux qui ne découvrent pas, ou qui ne découvrent qu'imparfaitement le gland.

Le Chancre simple produit par ses sécrétions de la Balano-phosphite, c'est même de tous les agents irritants le plus énergique pour provoquer cette affection.

La Balanite, qu'elle soit simple ou blennorrhagique, s'annonce au début par un sentiment de chaleur, de brûlure, de picotements, des élancements, ou seulement des démangeaisons. Ces sensations peuvent amener des érections souvent très pénibles. Bientôt un écoulement a lieu à travers l'orifice du prépuce, écoulement blanchâtre, verdâtre ou laiteux très abondant.

Si on abandonne trop vite les moyens de

traitement qui consistent surtout en propreté, la maladie change d'aspect, se prolonge par des rechutes successives et passe à l'état chronique. L'écoulement cesse en partie et même complètement, c'est alors que les malades voient surgir, sur un ou plusieurs points de la muqueuse, de petites saillies ou végétations qui bientôt pullulent; ce sont *les crêtes de coq*.

Si les malades laissent la maladie suivre son cours, qu'ils négligent les soins de propreté, même les plus simples, s'ils se livrent aux excès de toute sorte, la Balanite arrive parfois à présenter des symptômes de gangrène.

URÉTHRITE. — Les causes d'inflammation de la muqueuse uréthrale, chez l'homme, sont multiples et variées. Tantôt ce sont

des substances, des objets, des instruments
qui, introduits dans le canal, déterminent
plus ou moins, par leur passage ou leur
séjour, des irritations dont l'intensité et la
durée peuvent varier; tantôt l'agent inflammatoire n'est autre que l'urine elle-même
chargée de principes maladifs ou médicamen-
teux. Elle peut avoir aussi pour cause un
état général comme la syphilis, la tubercu-
lose; enfin, le plus souvent, c'est la Blennorrhagie qui est la cause pour ainsi dire la
plus habituelle.

Dans le cas des corps étrangers, il est
d'observation journalière que le passage
dans le canal, de sonde ou de bougies provoque l'irritation. De la même façon agissent
les différents objets que des individus dé-
pravés, en proie à une aberration génitale,
s'introduisent dans le méat, dans un but
inavouable. Très souvent ces objets progres-

sent, petit à petit, et tombent dans la vessie, souvent ils s'arrêtent en une région quelconque du canal, où il se développe alors une inflammation aiguë. En outre, il n'est pas rare de voir des injections amener une uréthrite qu'elles étaient destinées à faire avorter.

Dans l'*Uréthrite par l'urine*, ce sont la plupart du temps des substances médicamenteuses ou autres qui, ingérées par le tube digestif, passent dans les urines et font que ce liquide, mis en contact avec la muqueuse uréthérale, provoque l'inflammation.

Les cantharides, par exemple, administrées dans un but coupable, provoquent toujours des accidents inflammatoires plus ou moins graves.

Le sel de nitre pris en trop grande quantité provoque l'uréthrite; les soldats qui absorbent la poudre de guerre dans le but de guérir la chaudepisse, ne font très souvent qu'augmenter l'irritation..

L'usage des boissóns diurétiques provoque l'irritation chez beaucoup de malades ; les asperges, l'oseille, le poivre, la moutarde, absorbés en trop grande quantité, font le même effet. Enfin, l'usage immodéré de diverses boissons alimentaires (bière, vin blanc, cidre, vin mousseux non fermentés, etc.) agit d'une double façon sur le canal de l'urèthre ; à l'action nocive des principes irritants mélangés à l'urine, s'ajoute la fréquence des mictions répétées à de courts intervalles, l'enduit muqueux qui revêt et protège la surface interne du canal n'a pas le temps de se renouveler et la paroi uréthrale est alors facilement atteinte. Chez les étudiants allemands on observe souvent des uréthrites, le lendemain de ces orgies de bière dont ils sont coutumiers et cela en l'absence de tout coït suspect.

De même que les uréthrites dues à la présence des corps étrangers dans le canal, les uréthrites causées par le passage d'une urine irritante se guérissent dès que l'on a fait cesser la cause qui leur a donné naissance.

Dans certains cas de traitement de la Blennorrhagie et lorsque celle-ci a atteint la partie profonde de l'urèthre, il arrive qu'une bougie, que le malade lui-même, ou le médecin a introduite dans le canal sous prétexte de combattre un rétrécissement commençant, ou encore une sonde destinée à remédier à une rétention d'urine, enfin par suite d'injections exerçant sur le canal une action mécanique déplorable, en ce sens que la petite seringue de verre en usage contient 8 grammes de liquide, alors qu'avec 6 grammes l'urèthre est distendu ; il arrive, disons-nous, que le muco-pus contagieux de la

Blennorrhagie est transporté par tous ces procédés et détermine la maladie sur la muqueuse de ces parties profondes, ce qui fait que la Blennorrhagie aiguë, ordinairement localisée dans l'urèthre antérieur, se propage au canal postérieur.

Les symptômes de l'uréthrite antérieure ne sont ordinairement représentés que par le suintement du matin, car la sécrétion de la journée, délayée par l'urine n'arrive pas à l'orifice du canal et passe inaperçue. Mais la sécrétion de l'arrière-canal n'arrive pas au dehors au fur et à mesure qu'elle se forme, elle s'accumule en arrière et ne sort que mélangée aux premières gouttes du jet d'urine. Il peut se faire cependant que le muco-pus,' soit assez abondant pour forcer lui-même la barrière; il est alors propulsé brusquement, en bloc, comme par une éjaculation, et macule fortement le linge. Cette irruption soudaine a lieu quelquefois pendant les efforts de la défécation et l'on a souvent confondu avec le sperme cette substance agglutinée par son séjour dans l'urèthre profond, sous forme de filaments allongés ou enroulés qui nagent dans l'urine au grand effroi du malade.

RÉTRÉCISSEMENTS. — On doit considérer deux sortes de rétrécissements : ceux *cicatriciels* et ceux *inflammatoires*.

Les rétrécissements cicatriciels sont caractérisés par leurs limites nettes et tranchées, le tissu cicatriciel n'est destiné qu'à remplacer la substance détruite, comme, du reste, dans toute plaie fermée.

Ces cicatrisations qui succèdent à des ulcérations chancreuses ou simplement blennorrhagiques n'occupent guère que la partie antérieure du canal. Ces rétrécissements se présentent sous l'aspect d'anneaux ou manchons plus ou moins complets, d'entonnoirs, de brides, de valvules, de mamelons, etc. Leur orifice plus ou moins étroit, est situé, tantôt sur l'axe du canal, tantôt le long de la paroi et leur trajet est très souvent **sinueux**.

Les rétrécissements de l'urèthre se constituent insensiblement et acquièrent parfois une étroitesse considérable, sans donner lieu à aucun trouble fonctionnel de quelque importance et sans attirer à aucun degré l'attention des malades. La durée de cette période est extrêmement variable, elle peut se prolonger pendant de longues années. Quoi qu'il en soit, c'est la difficulté de la miction qui permet de pressentir le rétrécissement.

En effet, au début, on note de simples modifications dans la forme, le volume, la
force de projection du jet d'urine. Tantôt le
jet se bifurque et se partage en deux filets,
dont l'un jaillit en avant tandis que l'autre
tombe en bavant sur les chaussures; tantôt
il s'élargit et s'aplatit en lame de sabre, se
divise comme s'il sortait de la pomme d'un
arrosoir, ou se tortille en forme de vrille ou
de tire-bouchon.

Il y a encore les modifications de volume,
elles consistent en une diminution plus ou
moins forte de la colonne liquide qui s'amin-
cit parfois, au point de devenir filiforme. Il
n'est même pas très rare qu'il n'y ait plus
de jet véritable et que l'urine s'échappe
goutte à goutte.

Les modifications de la force de projection
sont souvent observées; peu à peu le jet de
l'urine perd sa puissance et les malades

arrivent à *pisser sur leurs bottes*. Parfois l'affaiblissement de la force de projection ne porte pas sur la totalité du jet, une partie étant lancée convenablement en avant, l'autre tombe directement sur le sol en gouttes précipitées.

Les modifications précédentes entraînent comme conséquence nécessaire la lenteur de la miction, sans doute; ainsi que le dit le Dr Guyon, c'est bien plus avec sa vessie, qu'avec son canal que le malade urine. Or, la puissance musculaire de la vessie, à l'âge où se produisent les rétrécissements, augmente en raison même des efforts qui lui sont imposés; elle se contracte aussi plus énergiquement. Néanmoins la diminution du calibre amène une diminution telle du débit que la durée de la miction se prolonge de plus en plus et finit par devenir généralement gênante et pénible.

Souvent les malades, après avoir fini d'uriner, en éprouvent encore le besoin, une sensation particulière les avertit qu'il existe encore de l'urine dans le canal. Ils s'efforcent d'en provoquer l'expulsion en exerçant avec les doigts des pressions d'arrière en avant à la partie profonde du canal, mais malgré ces précautions, ils sentent peu de temps après avoir rentré leur verge une nouvelle quantité d'urine s'échapper peu à peu et mouiller leurs vêtements.

C'est qu'en effet derrière le rétrécissement, il se forme peu à peu une dilatation dans laquelle l'urine s'accumule. Après la miction, cette urine n'étant pas chassée par la contraction de la vessie, séjourne à ce point, pour s'écouler ensuite goutte à goutte, sous l'influence de la pesanteur et de la rétraction lente des parois.

Les efforts auxquels sont obligés certains

malades pour uriner sont plus ou moins violents. Il est des cas graves, mais rares, où
ils sentent bien l'urine s'engager dans le
canal, mais elle s'arrête bientôt. Pour faci-
liter les efforts et les rendre moins pénibles,
les malades choisissent certaines positions,
un bon nombre s'accroupissent comme les
femmes et font concourir à l'expulsion de
l'urine, non seulement les muscles de la vessie et de l'abdomen, mais encore la pression
directe de la masse intestinale sur la vessie.

Tant d'efforts amènent simplement l'issue
de quelques gouttes d'urine; on voit alors
certains de ces malheureux se tirailler la
verge, leur visage se congestionner et se
couvrir de sueur. Les gaz et souvent les
matières s'échappent par le rectum et ils
n'arrivent encore qu'à faire écouler quelques gouttes, le trop-plein ; momentanément
soulagés, les malades renoncent pour un

instant à l'évacuation complète. Mais bientôt de nouveaux besoins se font sentir et les tristes scènes se renouvellent, jusqu'à cent fois par vingt-quatre heures !

Il est bon de dire que ces cas se présentent assez rarement; c'est seulement dans les cas exceptionnels, où les malades s'obstinent indéfiniment à refuser le secours de la chirurgie.

Le rétrécissement prédispose à la rétention prolongée et durable, sans toutefois y conduire nécessairement.

Ces rétentions ne présentent guère que des retards dans la miction, mais des retards plus ou moins prolongés et qui peuvent s'accompagner de toutes les angoisses de rétentions véritables. Les malades éprouvent le besoin d'uriner, mais leurs efforts sont absolument inutiles; le besoin augmente, ils poussent davantage et sans résultat. Enfin, au bout de quelques minutes, et quelquefois de plusieurs heures, le cours de l'urine se rétablit spontanément. Ces rétentions passagères se produisent sous l'influence de toutes les causes qui amènent un état de congestion des organes génito-urinaires. C'est le matin au réveil surtout qu'on les voit apparaître ; lorsqu'elles se montrent dans la journée, c'est à la suite d'un bon repas, ou d'excès vénériens.

RHUMATISME BLENNORRHAGIQUE. — L'existence du rhumatisme articulaire aigu, vrai, coïncidant avec la Blennorrhagie, ne peut être niée.

Tous les auteurs, en effet, ont rapporté des cas, où ils ont constaté un rhumatisme articulaire avec toutes ses conséquences

survenues pendant l'évolution blennorrhagique, attestant que cette affection joue
réellement chez les rhumatisants le rôle de
cause occasionnelle et même déterminante.

On a vu chez des arthritiques ayant eu
pendant leur enfance plusieurs attaques de
rhumatisme, articulaire aigu avec complication, survenir dès le début d'une blennorrhagie, une atteinte plus violente de rhumatisme. Dans ce cas le rhumatisme apparaît
à l'occasion de la Blennorrhagie, dans
d'autres circonstances où la Blennorrhagie
à l'état latent pendant plusieurs mois paraissait même complètement guérie, se ré-
veille par suite du développement du rhumatisme articulaire aigu ; elle est parfois tel-
lement intense que le malade admet volon-
tiers que la chaudepisse est de date récente,
qu'il vient de la contracter à nouveau après
un coït qu'il fait remonter à deux ou trois
jours.

Chose remarquable, les causes habituelles du rhumatisme vulgaire ne jouent ici aucun rôle. Le refroidissement, l'humidité, etc., sont absolument étrangers à la production des accidents articulaires. Règle générale, le rhumatisme blennorrhagique est infiniment plus rare chez la femme que chez l'homme. Ricord et Cullerier à l'hôpital de Lourcine en ont observé quelques cas seulement. Cullerier dit que cette rareté pourrait trouver son explication dans cette circonstance, que la femme dissimule très souvent ce qu'elle éprouve du côté des organes génitaux. On pourrait encore ajouter que l'examen de ces organes est rarement proposé en pratique, même à l'hôpital, à propos d'accidents articulaires. Pour Ricord, ce fait s'expliquerait d'une façon différente ; la rareté des affections articulaires chez la femme ne serait que la conséquence de la rareté de l'uréthrite chez elle.

Le rhumatisme blennorrhagique se porte
le plus fréquemment sur la jointure, surtout
à celle du genou il est caractérisé par une
distension de la région provoquée par une
accumulation de liquide (hydrostose), de là,
déformation de la jointure, tuméfaction, etc.
Indolence des parties, ou du moins douleurs
légères relativement à celles des autres
rhumatismes, elles s'exaspèrent toutefois
par le mouvement et la marche. En quelques
cas cette indolence est complète, à ce point
que l'affection peut passer pour inaperçue.
« En deux occasions, dit le Dr Fournier, il
m'est arrivé de découvrir des épanchements
articulaires chez des sujets qui n'en soupçon-
naient pas l'existence. »

Un autre caractère distinctif, c'est que
cette hydrosthose si rapide à se produire;
présente souvent une lenteur remarquable
a disparaître. Il est asséz habituel qu'elle

persiste plusieurs semaines, comme aussi il n'est pas rare qu'elle demande deux ou trois mois pour disparaître complètement.

La forme rhumatismale simple se manifeste par une tuméfaction d'une ou plusieurs jointures, modérée en général, souvent à peine apparente, et, dans tous les cas très inférieure en volume à la première ; douleurs assez vives et surtout provoquées par le mouvement, la marche, la pression. Plus ou moins vives au début, ces douleurs se calment toujours par le repos et ne tardent pas à devenir modérées, bien plus modérées surtout que dans le rhumatisme vulgaire. Il peut se porter sur plusieurs articulations à la fois, mais jamais sur toutes, jamais on ne voit des malades souffrant de la presque totalité des jointures et immobilisés sur leur lit de douleur, ce qui se voit fréquemment dans le rhumatisme ordinaire.

Le rhumatisme blennorrhagique se dé-
place moins facilement, il est plus fixe, il ne
provoque pas de sueurs, les urines ne sont
point modifiées ; mais il laisse souvent à sa
suite de la raideur.

L'OPHTALMIE BLENNORRHAGIQUE est une affection produite par contagion. Elle se dé-
clare à la suite de circonstances multiples.
Ici, c'est un malade qui la contracte pour
s'être touché l'œil avec ses doigts imprégnés
de pus. Ici c'est un sujet indemne de Blennorrhagie qui prend le mal pour s'être lavé les
yeux avec une eau ou un de ses camarades
se sera baigné la verge malade ; ailleurs
c'est un médecin qui reçoit une goutte de pus
uréthral dans l'œil.

Un cas singulier est rapporté par le Dr Cullerier :

« Un malade était entré dans nos salles pour une Blennorrhagie ; il avait un œil d'émail ; un de ses yeux en effet avait été perdu dans son tout jeune âge, je ne sais par suite de quelle affection ; il ôtait cet œil artificiel chaque soir et le mettait dans un verre d'eau *qui lui servait à laver sa verge*. Tout à coup il est pris d'une inflammation très intense du moignon de l'œil et de toute la membrane qui tapissait l'orbite, avec écoulement jaune verdâtre et douleur affreuse. On en cherchait la cause, quand il nous donna les renseignements. Ce fait m'ayant frappé, j'en parlai à M. Ricord qui me dit en avoir observé un semblable. »

Cette redoutable affection est heureusement rare ; sur les milliers de malades qui se pressent aux consultations de l'hôpital Ricord, on n'en observe guère plus de 3 ou 4 par an.

Elle est beaucoup plus rare chez la femme que chez l'homme. Il faut certainement attribuer ce fait à ce que les femmes portent moins souvent les mains sur les organes génitaux.

« Ce n'est qu'avec la Blennorrhagie uréthrale, dit Ricord, qu'il m'a été donné d'obser l'ophtalmie blennorrhagique. Dans une pratique de plus de trente années, soit à l'hôpital, soit en ville, je n'ai jamais rencontré qu'une seule exception à cette règle chez l'homme ou chez la femme. Or la Blennorrhagie uréthrale étant relativement plus rare chez la femme que chez l'homme, on comprend que les accidents ou les complications qui peuvent en dériver se présentent chez elles avec une moindre fréquence. »

Enfin, d'après quelques observateurs, cette maladie affecte plus souvent l'œil droit que le gauche. « Remarque qui n'est pas sans

intérêt, dit le Dr Pénanger, instinctivement,
c'est la main droite qui se porte à l'œil droit
et la gauche à l'œil gauche ; or la droite en
raison de ses rapports plus fréquents avec
les organes génitaux, a plus d'occasions
d'être souillée par le pus blennorrhagique,
c'est donc l'œil droit qui doit être le plus
ordinairement contaminé : et qui l'est en effet. »

Les symptômes sont des plus graves : Le
Dr Fournier les décrit ainsi. « Explosion
brusque de chaleur, cuisson vive au début ;
injection rapide et intense de la conjonctive,
laquelle prend la couleur d'un rouge cra-
moisi ; sécrétion très abondante d'un liquide
d'abord séro-purulent, puis purulent, cré-
meux, verdâtre, tout à fait analogue au pus
de la Blennorrhagie uréthrale, œdème et rougeur érysipélateuse des paupières, qui se
tuméfient rapidement et s'imbriquent, la

supérieure chevauchant sur l'inférieure ; douleur extrêmement vive. La cornée se ramollit et s'ulcère, elle se détache de l'œil à la façon d'un verre de montre, le globe de l'œil se vide alors en totalité.

Ce qu'il y a de remarquable dans cette maladie c'est la rapidité avec laquelle les phénomènes inflammatoires atteignent un haut degré d'intensité, souvent c'est fait de l'œil en trois, quatre ou cinq jours ; on cite des cas où il fut sérieusement compromis après huit heures seulement. »

Sans l'intervention de l'art, l'œil est fatalement perdu ; si peu même que cette intervention soit tardive ou insuffisante des lésions irrémédiables sont à redouter. Lawrence a vu l'œil se vider neuf fois sur quatorze. Swediaur cite trois cas terminés par cécité. La guérison est rarement complète ; même dans les cas heureux, la maladie laisse souvent à sa suite des désordres plus ou moins graves. Fort heureusement, cette redoutable maladie n'affecte qu'un seul œil dans la majorité des cas. De plus, simple résultat d'une contagion toute accidentelle, elle n'offre nécessairement aucune tendance à la récidive dans le cours d'une Blennorrhagie que peut contracter le malade ultérieurement.

L'OPHTALMIE RHUMATISMALE n'est pas une complication fréquente de la Blennorrhagie, mais cependant elle l'est davantage que l'ophtalmie blennorrhagique par contagion.

La contagion est absolument étrangère au développement de cette affection.

Nous empruntons au Dr Fournier les détails qui suivent : « Une prédisposition individuelle, inconnue dans sa nature, mais très réelle et très appréciable dans ses effets ; cette prédisposition est telle que l'ophtalmie se produit à propos de chaque Blennorrhagie nouvelle. Lorsque la maladie s'est développée une première fois chez un sujet, on peut être facilement prophète, en annonçant qu'elle se produira avec un second, avec un troisième écoulement. J'ai observé bien des faits de ce genre où mes prévisons se sont presque toujours réalisées.

« Comment expliquer cette prédisposition singulière ? Existe-t-il des conditions d'âge, de sexe, de tempérament, d'hérédité qui puissent nous en révéler le secret ? Sur ces divers points rien de satisfaisant ne peut encore être déduit des observations contenues dans la science. Le peu que nous sachions se borne à ceci : La maladie est infiniment plus commune chez l'homme que chez la femme; elle atteint de préférence, mais non exclusivement, les sujets lymphatiques, blonds et dartreux; parfois même, d'après Ricord, elle a paru favorisée dans son développement, par des antécédents rhumatismaux ou goutteux. »

L'ophtalmie rhumatismale se caractérise par une injection légère de la conjonctive avec cornée paraissant plus brillante que de coutume, par un *aspect nuageux* et *comme enfumé* de la chambre antérieure. La vue est légèrement confuse, les objets paraissent vagues et comme enveloppés de nuage, pas de douleurs, simple sensation de gêne. Quelquefois l'affection affecte le caractère de la conjonctivite simple, il y a alors sécrétion abondante de mucus, qui se dépose dans le grand angle de l'œil, peu ou pas de larmoiements, léger prurit oculaire, pas de douleurs, aucune altération de la vision.

Si l'ophtalmie par contagion n'affecte qu'un œil, celle dite rhumatismale affecte plus souvent les deux yeux, il est même rare qu'elle se borne à un seul.

La marche de la maladie est toujours asséz aiguë; en quelques jours l'inflammation acquiert son maximum d'intensité et reste stationnaire un certain temps. Alors, ou bien elle décroît, ou bien elle se résout avec une rapidité singulière.

Les conséquences de cette maladie ne sont généralement pas graves.

III

ACCIDENTS CONSÉCUTIFS

A LA BLENNORRHAGIE

III

ACCIDENTS CONSÉCUTIFS

A LA BLENNORRHAGIE

En général la Blennorrhagie une fois guérie ne laisse pas de traces. Parfois cependant
il arrive qu'après la disparition complète
de l'écoulement, il subsiste, ou même il se
manifeste quelques troubles fonctionnels de
diverses natures.

Il n'est pas rare qu'après la guérison les
malades conservent une sensibilité plus ou
moins vive de l'urèthre pendant l'émission de
l'urine, sentiment de cuisson et même de
brûlure. Ces douleurs disparaissent en gé-

néral assez rapidement, quelquefois cependant elles subsistent plusieurs mois, un an
et même au delà.

Ces phénomènes n'ont aucune gravité,
mais ils ont l'inconvénient de préoccuper et
d'alarmer le malade et même d'inspirer à
quelques-uns des inquiétudes excessives.

Il est encore très fréquent d'observer à la
suite de la Blennorrhagie bien guérie, des
douleurs persistantes dans l'érection et l'éjaculation; ces phénomènes disparaissent en
général, après quelques semaines, deux ou
trois mois au plus, sans le moindre traitement.

Les envies fréquentes d'uriner et plus im-
périeuses que de coutume tiennent à un
reste d'irritation du canal de la vessie, il
se produit alors une émission lente, parfois
interrompue, avant que la vessie ait achevé
de se vider ; ou séjour de l'urèthre après la

miction de quelques gouttes d'urine qui sont évacuées tardivement, ce qui tient à ce que le canal n'a pas encore recouvré son élasticité normale.

« Quelques hommes, dit Lagnau, après avoir vu disparaître tous les accidents d'une uréthrite, conservent pourtant encore après guérison un certain degré d'irritation des voies génito-urinaires, qui consiste en une sensation continuelle de titillation, de fourmillements du canal, du col et même du corps de la vessie. » Ce sont là des phénomènes rarement observés.

L'abolition de la sensation voluptueuse causée par le passage du sperme dans le canal, au moment de l'éjaculation, a été remarquée par Castelneau : « Le passage du sperme était presque insensible; l'éjaculation s'effectuait sans plaisir, comme sans douleur; bientôt même il devint impossible de juger le moment où elle cessait; la sensation normale ne se rétablit qu'après plusieurs mois. »

IV

LA BLENNORRHAGIE CHEZ LA FEMME

La vulvite. — Ses causes, ses effets.
La vaginite, causes. — Sa transmission. — Observations médicales. — L'uréthrite.
Sa virulence, ses causes. — La blennorrhagie utérine.
La blennorrhagie de l'anus.
La végétation, leurs causes, les formes.
Remarques générales.

LA BLENNORRHAGIE CHEZ LA FEMME

La vulvite. — Ses causes, ses effets. — La vaginite, causes. — Sa transmission. — Observations médicales. — L'uréthrite. — Sa virulence, ses causes. — La blennorrhagie utérine. — La blennorrhagie de l'anus. — La végétation, leurs causes, les formes. — Remarques générales.

Chez la femme la Blennorrhagie affecte la vulve, le vagin et la matrice.

Sous le nom de *vulvite* on désigne l'inflammation qui siège autour de l'entrée du vagin, sur les grandes et petites lèvres. Les replis de ces parties sont recouverts alors d'une matière blanche abondante, très adhérente, il faut un frottement d'une certaine force pour la détacher. Cette sécrétion qui a une odeur repoussante, une fois enlevée, laisse voir les parties d'un rouge vif, qui par la pression, exudent une matière blanchâtre épaisse. Lorsque l'inflammation devient plus forte, la sécrétion devient moins épaisse en même temps qu'elle est plus abondante ; les petites lèvres sont alors tuméfiées.

La vulvite est le plus souvent engendrée par la malpropreté ou par des excitations. Elle développe un sentiment de démangeaisons qui pousse les malades à rechercher le coït ou à se livrer à la masturbation.

La vulvite peut être produite par le virus blennorrhagique, elle est alors essentiellement contagieuse.

Les causes de la vulvite, comme nous venons de le dire, sont souvent la malpropreté ; le Dr Guérin dit qu'il a vu des femmes ne se lavant jamais, pas même après leurs règles : « Toutes les femmes, dit-il, ont besoin de soins, de propreté, mais toutes n'ont pas ce besoin au même degré. Il y en a qui ne sont propres qu'à la condition de se laver plusieurs fois par jour ; ce sont celles qui ont la peau brune et comme huileuse ; on remarque aussi une sécrétion très abondante des glandules des organes génitaux chez les femmes qui s'adonnent aux lectures obscènes et se complaisent dans des pensées érotiques. »

Tous les frottements, la marche, l'équitation, l'emploi de la machine à coudre, l'excès du coït, aussi bien que la disproportion des organes, peuvent provoquer la vulvite. L'excitation habituelle chez les enfants peut causer la vulvite. La dentition a le même effet.

De toutes les causes, la plus puissante est sans contredit l'habitude de la masturbation ; l'excitation des organes, sans cesse renouvelée, détermine une congestion de la vulve que l'insuffisance de soins de propreté exagère encore.

Lorsque l'inflammation n'a rien de spécial, elle cesse dès que l'on supprime les causes qui lui ont donné naissance, mais il n'en n'est pas de même de la vulvite blennorrhagique. Le pus provenant de l'urèthre et du vagin entretient l'inflammation des parties externes.

———

LA VAGINITE, est l'inflammation de la membrane du vagin. Il y a la *Vaginite simple* et la *Vaginite blennorrhagique.*

La vaginite simple est souvent la conséquence d'excitations perpétuelles des organes génitaux. On l'observe chez les petites filles qui se livrent à la masturbation, mais c'est le plus ordinairement par l'introduction de corps étrangers dans le vagin qu'elle se produit, la répétition trop fréquente du coït, surtout à l'approche des règles, peut aussi donner lieu à une inflammation qui suit souvent une première nuit de noces ; on voit surtout cette inflammation chez les jeunes filles qu'on a mariées trop tôt.

La vaginite peut être la conséquence d'injections irritantes, la malpropreté y dispose aussi, le contact prolongé d'une éponge abandonnée dans le vagin également. Cette espèce de vaginite a de la tendance à guérir, dès que la cause irritante qui l'a produite n'existe plus.

La contagion est le caractère essentiel de la vaginite blennorrhagique. La vaginite virulente s'annonce par de la cuisson, une rougeur intense, par une sécrétion de muco-pus abondante, de couleur verdâtre et d'odeur nauséeuse. Les malades marchent péniblement et s'assoient avec toutes sortes de précautions. Pour que la douleur acquière ce degré d'intensité, il faut que l'inflammation du vagin s'étende jusqu'à la vulve, alors tout attouchement produit de la douleur.

Lorsque la vaginite arrive à son déclin, elle ne présente plus qu'un léger écoulement, que l'on a prétendu ne pas être contagieux, mais on a observé aussi qu'il le devenait au moment des règles.

Le Dr Guérin présente à ce sujet l'observation suivante : « — Une femme contracta une Blennorrhagie avec son mari. Après avoir fait ce que son médecin lui prescrivit, elle se croyait parfaitement guérie, lorsqu'elle devint veuve. Comme beaucoup de femmes qui n'ont jamais eu de maladies vénériennes, elle remarquait bien que son linge était taché avant et après ses règles, mais dans l'intervalle des deux époques menstruelles, elle n'avait pas le moindre écoulement qui pût constituer, soit une Blennorrhagie, soit de la leucorrhée. Trois ans après la mort de son mari, elle devint éperdument amoureuse d'un homme marié, qu'elle voyait tous

les jours dans le monde ; malgré son désir
de rester vertueuse, il arriva que le lendemain de la cessation de ses règles elle suc-
comba, et quelques jours après je reçus la
visite de son complice qui commençait à dou-
ter de sa vertu. Je reconnus de suite qu'il
avait une Blennorrhagie caractérisée par de
la douleur dans l'urèthre et par un écoulement de matière muco-purulente, de couleur
jaunâtre.

En pareil cas, les hommes veulent toujours
avoir été victimes de l'âcreté de l'humeur qui
suit les règles, aussi je prêtai peu d'attention
à l'histoire qu'il me racontait. Je lui affirmai
que, suivant toute probabilité, la femme avec
qui il avait eu des relations avait la chaudepisse.

Le lendemain, une jeune femme vint me de-
mander de la visiter avec soin, et, à son insis-
tance, je devinai la femme que j'avais accusée

la veille. En déprimant la fourchette avec le doigt, je ne fis écouler ni pus, ni mucus, je pressai l'urèthre et je ne constatai ni rougeur, ni suintement ; j'examinai au spéculum, et je ne vis sur les parois du vagin qu'un peu de mucus blanc, ne différant en rien de celui que la membrane muqueuse du vagin sécrète chez les vierges. Cette dame avait fait en voiture plus d'une lieue pour venir chez moi ; il y avait près d'une heure qu'elle s'était habillée, et sa chemise n'avait pas la moindre tache.

Quand elle me demanda ce que je pensais de son état, je lui répondis que je la croyais parfaitement bien portante, si son attitude en entrant chez moi ne m'avait pas fait deviner qu'elle venait se soumettre à l'examen d'un juge.

Elle m'avoua alors qu'elle était la femme que j'avais soupçonnée, et, pleurant à chaudes larmes, elle me dit comme elle était malheureuse du mal qu'elle avait causé ; elle m'avoua la Blennorrhagie contractée avec son mari, elle me dit que les pertes blanches qu'elle avait après ses règles lui paraissaient la seule explication qu'elle pût donner à la maladie de son amant.

Bien que l'acte vénérien eût suivi de très près l'époque menstruelle, cette explication ne me paraissait pas suffisante. Je procédai à un nouvel examen, et en pressant sur le canal de l'urèthre à l'aide du doigt introduit dans le vagin, je vis une toute petite gouttelette de mucus blanc. C'était évidemment le reste de l'ancienne Blennorrhagie, mais il y en avait assez pour que la maladie se transmît. »

Si l'orgueil est plus que suffisant chez l'homme atteint de Blennorrhagie, pour qu'il cherche à se prouver à lui-même et à faire croire au médecin qu'il n'a eu de rapports sexuels qu'avec une femme vertueuse, il n'en est pas de même chez la femme qui soutient qu'elle n'est pas malade.

Ne distinguant pas un écoulement blennorrhagique de celui qui constitue les flueurs blanches, quand on l'accuse, elle se défend avec la conviction qu'elle n'a pu donner une maladie.

Lorsqu'elle sait qu'elle est malade et qu'elle ne veut pas paraître avoir transmis la Blennorrhagie en connaissance de cause, elle invoque le plus souvent l'influence de l'écoulement qui suit les règles comme étant la cause du mal qu'elle a fait.

***

URÉTHRITE. — Elle est simple, c'est-à-dire qu'elle résulte d'une cause simplement irritante; ou elle est virulente, dans ce cas elle provient de la Blennorrhagie.

L'uréthrite simple est très rare chez la femme, chez l'homme au contraire elle résulte assez fréquemment de l'introduction d'une sonde ou de tout autre corps étranger; comme aussi d'une injection astringente qui aurait été employée comme prévention d'un coït suspect.

Chez la femme, si l'introduction de corps étrangers dans l'urèthre est rare, il peut y avoir l'influence d'une injection vaginale trop irritante où d'une lotion vulvaire qui détermine l'uréthrite simple.

L'uréthrite virulente ou Blennorrhagie uréthrale est plus rare chez la femme que chez l'homme, parce que l'urèthre n'est pas en contact direct avec le mucus de la verge de l'homme. Le Dr Guérin dit ceci : « J'admets que la Blennorrhagie vaginale peut

exister sans l'uréthrite, si la malade se sou-
met à un traitement dès le début de la maladie ; dans le cas contraire, le muco-pus
vaginal, rencontrant les petites lèvres rap-
prochées, monte contre leurs faces accolées,
vient ainsi au contact du méat urinaire et
par ce mécanisme, y transmet tôt ou tard
l'inflammation de la muqueuse de l'urèthre. »

Chez la femme, le temps qui s'écoule entre
le coït infectant et l'apparition de la Blennorrhagie est à peu près le même que chez
l'homme; le début est une démangeaison
uréthrale, une légère cuisson, une sensibilité exagérée en urinant, phénomènes qui
s'accompagnent le jour suivant d'un écoulement muco-purulent.

LA BLENNORRHAGIE UTÉRINE est relativement rare, elle s'annonce par une forte cour-

bature et une fièvre assez vive. Les malades accusent une pesanteur, une douleur dans le ventre, puis à l'hypogastre s'irradiant à tout l'abdomen et à l'anus, parfois jusqu'aux cuisses.

La Blennorrhagie utérine aiguë se guérit assez facilement si elle affecte seulement la muqueuse du col de la matrice, elle disparaît même rapidement sous l'influence d'un traitement énergique dirigé contre la vaginite. Parfois pourtant elle est opiniâtre, elle devient chronique ou elle présente des recrudescences d'activité. Il s'ensuit que la durée de cette maladie est des plus variables. Tantôt elle dure quelques jours, tantôt elle persiste pendant plusieurs années et reste pendant ce temps plus ou moins contagieuse.

Le Dr Martineau dit que « la Blennorrhagie utérine peut passer à l'état chronique, soit parce qu'elle se localise dans les glandules de l'organe, soit parce qu'il existe une affection constitutionnelle. C'est à cette influence de la maladie constitutionnelle qu'il faut, dans la plupart des cas, attribuer la persistance, la ténacité que revêt l'affection virulente et la résistance au traitement... Plusieurs fois il m'a été donné de retrouver chez l'homme la source d'une Blennorrhagie contractée avec une femme qui se croyait guérie depuis plusieurs années et qui ne soupçonnait nullement la possibilité de communiquer la Blennorrhagie. Dans ces circonstances, je constatais l'existence d'une Blennorrhagie utérine qui, par le fait de la menstruation ou par le fait de rapports sexuels fréquemment répétés, avait subi une recrudescence ».

La Blennorrhagie anale est rare, quoique les actes contre nature soient fréquents chez la femme. Cette Blennorrhagie se contracte seulement par le coït anal. Elle est caractérisée par une rougeur intense plus ou moins livide de la muqueuse de l'anus, par un boursouflement et un écoulement purulent, humectant constamment l'orifice. La coloration jaune verdâtre de cet écoulement est analogue à celle du pus de la vaginite blennorrhagique.

Cette affection ne dure en général que vingt à vingt-cinq jours, sa guérison est plus rapide que la Blennorrhagie des autres régions.

———

VÉGÉTATIONS. — Chez la femme les végétations ont une forme qui varie à l'infini; tantôt elles sont filiformes, tantôt irrégulièrement arrondies, tantôt aplaties et dentelées sur leur bord (crêtes de coq), tantôt elles forment des tumeurs à forme de framboises;

souvent en se réunissant, elles constituent une masse qui a la plus grande ressemblance avec un chou-fleur; elles peuvent être alors, soit réunies sur un pédoncule commun, soit isolément implantées sur la paroi.

On les rencontre sur la vulve, aux grandes et aux petites lèvres, au clitoris et sur ou dans le capuchon, à l'orifice du vagin près des caroncules. Elles siègent aussi sur la peau qui avoisine le vagin, sur le col de la matrice, à l'anus, à l'orifice de l'urèthre.

Les végétations qui naissent d'emblée, débutent ordinairement près du bord adhérent des petites lèvres. Elles présentent alors l'aspect de papilles allongées, fines, déliées, délicates, elles sont d'un rouge vif au début; elles ne causent pas de douleurs, c'est à peine si elles donnent lieu à un prurit. A mesure qu'elles sé développent, leur sommet s'arrondit, puis se divise et se subdivise à l'infini, elles se gonflent bientôt et deviennent douloureuses.

Lorsqu'elles sont volumineuses, la malade peut à peine marcher, tout frottement lui est insupportable; elle a de la peine à s'asseoir et ne peut rester que couchée sur le dos, les jambes demi-fléchies.

D'autres fois, les végétations deviennent fort volumineuses, mais ne couvrent pas entièrement la vulve; bornées alors aux grandes lèvres, elles forment des tumeurs de la grosseur du poing. On en voit encore semblables à des verrues; sèches quand elles sont d'un petit volume, elles deviennent humides en s'accroissant; dans leurs interstices, on observe bientôt un suintement de matière sébacée, presque liquide et d'une odeur repoussante.

Les végétations prennent, le plus souvent, naissance de l'action irritante des sécrétions, elles sont beaucoup plus fréquentes chez la femme que chez l'homme et cela se comprend facilement. L'homme a des organes génitaux dont la sécrétion normale est peu abondante, quand il est affecté d'uréthrite, il lui est facile d'isoler la peau et d'être en contact avec le muco-pus. Chez la femme, au contraire, la vulve, le vagin, ont à l'état normal, une sécrétion très active; quand ces parties s'enflamment, le mucus ou le pus qui en résulte, baigne les grandes et petites lèvres, coule sur la fourchette, vers l'anus et y séjourne pendant un temps qui est en rapport avec les soins de propreté. Les parties baignées s'excorient, les papilles mises à nu s'enflamment, et les végétations prennent naissance.

REMARQUES GÉNÉRALES. — Les érections si fréquentes chez l'homme, dans la Blennorrhagie, n'existent pas chez la femme; du moins celle-ci n'a nulle conscience de l'érection clitoridienne. Les spasmes vénériens ne sont pas augmentés.

Dans la vaginite blennorrhagique, il existe parfois des contractions involontaires vagues, et par suite resserrant cet organe; aussi ces spasmes vaginaux font rechercher à quelques femmes le coït, qui pourtant est douloureux et le plus souvent impossible.

Chez la femme on n'observe jamais de rétrécissement uréthral, mais il reste d'autres accidents locaux, qui sont la source d'infirmités, de malaises qui ne sont pas sans être nuisibles à la santé générale. Il faut observer encore que la Blennorrhagie se guérit plus difficilement chez la femme que chez

l'homme. Sous le rapport des accidents locaux, la Blennorrhagie uréthrale n'a pas la
même gravité chez la femme que chez
l'homme, les fonctions génitales sont rarement abolies.

V.

CONCLUSIONS

CONCLUSIONS

D'après le Dr Fournier, la Blennorrhagie
est une *affection vénérienne*, elle se contracte
et se propage par le commerce sexuel, à
part quelques cas spéciaux elle a toujours
pour origine l'acte vénérien. Elle diffère en
cela du chancre simple et surtout de la syphilis, qu'il n'est pas rare de voir résulter d'un
contact quelconque, d'une contamination
étrangère au rapprochement sexuel.

Autrefois, on voulait que la Blennorrhagie
fût considérée comme une des formes de la
syphilis. L'identité des deux maladies était
acceptée comme une vérité inconstestable,
au-dessus de toute discussion. Cependant

Astruc, en 1736, disait: « Jamais la gonor-
rhée ne cause la vérole. » Duncan disait
aussi : « Il est très vraisemblable que la go-
norrhée et la syphilis dépendent chacune
d'une infection particulière et spéciale. »

Beaucoup de médecins s'associaient à
cette manière de voir, mais ce fut Ricord qui
donna une solution véritable et définitive à
cette question.

Il avait observé des milliers de Blennorrhagies, qui jamais n'avaient été suivies des
symptômes propres de la syphilis, il avait
vu des milliers de syphilis débuter inva-
riablement par le chancre, il proclama donc
cette vérité que le temps n'a fait que confir-
mer et qui n'a rien à craindre de l'avenir :
« La Blennorrhagie et la syphilis sont deux
affections essentiellement distinctes, jamais
la vérole ne reconnaît pour origine une Blennorrhagie. Si dans quelques cas exception-

nels l'infection syphilitique paraît succéder à la Blennorrhagie, c'est qu'un chancre, à coup sûr, est resté méconnu; et l'une des causes de ces exceptions apparentes, c'est le siège du chancre à l'intérieur même de l'urèthre. »

Pour beaucoup de savants, la Blennorrhagie serait une affection produite par un virus particulier, c'est-à-dire par un poison morbide spécial. Cette opinion assez généralement répandue repose sur ce qu'elle est transmissible dans l'espèce, son caractère de contagion, les résultats que donne l'inoculation du pus, soit sur l'urèthre, soit sur l'œil, etc. Mais il faut cependant remarquer qu'il est possible que le pus blennorrhagique ne transmet pas, à vrai dire, une contagion, qu'il n'agit sur l'urèthre qu'à titre d'irritants, comme les flueurs blanches, par exemple. La transmission de la maladie peut

être l'effet d'une irritation simple sans le con-
cours de la contagion, l'hypothèse du virus
blennorrhagique n'est nullement démontrée
jusqu'ici (voir plus loin « Le Conocoque »).

La Blennorrhagie est une affection exclusivement locale, les complications auxquelles elle peut donner lieu s'expliquent
par une simple extension de l'inflammation
aux organes du voisinage; ce sont des phénomènes purement locaux, mais à côté de
ceux-ci, il en est d'autres difficiles à expliquer, ce sont les accidents, dits rhumatismaux, car ceux-ci ne sauraient dépendre
d'une irritation inflammatoire. On a dit que
ces rhumatismes avaient une cause prédisposante de l'organisation générale. Le rhumatisme est un accident de hasard dans la
Blennorrhagie, un état exceptionnel, eu
égard au grand nombre de Blennorrhagies
qui ne présentent pas ce cas.

On a observé des cas de rhumatismes produits sous l'influence d'une application de sonde, alors même qu'il n'y avait pas de Blennorragie, fait inexplicable, mais très réel. C'est ce qui prouve que l'irritation de l'urèthre est susceptible d'éveiller des troubles généraux dans l'ensemble de l'organisme. Or, la Blennorrhagie constitue une irritation de l'urèthre au premier chef. Elle peut donc développer des accidents de même ordre. Dans cette manière de voir, le rhumatisme qui accompagne la Blennorrhagie serait une variété de ces phénomènes qui se produisent à la suite d'une excitation de l'urèthre; ce serait moins un accident blennorrhagique qu'un accident uréthral. Cela semble être plus rationnel que de prétendre à une prédisposition générale.

VI

LE CONOCOQUE

LE CONOCOQUE

Les théories précédentes semblent devoir
s'effacer devant celle qui vient d'éclore depuis
quelques années seulement : Le conocoque
est le principe contagieux de la Blennorrhagie ; c'est à Neisser qu'on doit sa découverte
et nous ne saurions mieux faire que de citer
quelques écrits du Dr Louis Jullien sur ce
sujet : « — Que l'écoulement à Conocoque
soit particulièrement virulent, particulièrement contagieux, qu'il soit l'écoulement vénérien proprement dit, c'est là une vérité,
non point théorique, mais empirique : Des
confrontations sans nombre l'ont mise et la
mettent tous les jours hors de doute. »

Par cette découverte, les médecins ne sauraient plus être dupes, le Dr Jullien rapporte cet exemple :

« Un de mes amis, étudiant en médecine, souffrit pendant quelques semaines d'un flux uréthrale, lié à des accidents rhumatismaux. Les examens renouvelés à maintes reprises, restèrent négatifs et il ne guérit qu'avec beaucoup de peine.

A quatre ans de là, il revint avec un nouvel écoulement, qu'il me donna comme survenu spontanément et identique au premier. Une goutte fut placée sous l'objectif du microscope et je reconnus le Conocoque en grande abondance ; sur quoi j'affirmais une origine vénérienne. Or j'étais dans le vrai, car le malade ne fit pas difficulté de m'avouer qu'il avait eu commerce avec une inconnue rencontrée dans la nuit, et, bien que le mal fût survenu dans le délai de rigueur, il n'avait

pas hésité à incriminer son tempérament,
plutôt que de se croire victime de la plus vulgaire mésaventure. »

Voici encore une observation du même :

« — Une dame, richement entretenue et
de conduite réservée, vient se plaindre un
jour que son protecteur l'accusait de *lui avoir
donné quelque chose* alors qu'elle était parfaitement sûre de bien se porter. Je fis
comme dans le cas précédent et me retour-
nant vers celle dont l'urèthre recélait le Conocoque : — Madame, veuillez me dire quand
vous avez fait une infidélité à votre amant ?
— Docteur, ce ne peut-être que samedi —,
reprit-elle tout de suite sans même esquisser
une dénégation. »

Le pus de la chaudepisse est un pus qui
recèle des Conocoques, c'est un fait bien
établi ; mais le bacille ne se rencontre pas

pendant toute la durée de l'écoulement. Les écoulements perdent de leur virulence pendant leur déclin.

FIN

TABLE ANALYTIQUE

TABLE ANALYTIQUE

IMPRIMERIE CH. LÉPICE, MAISONS-LAFFITTE.

NOUVELLE LIBRAIRIE MÉDICALE
39, rue de Trévise, à Paris

Collection à 1 franc le volume

N° 9

Impuissance et Stérilité

L'impuissance chez l'homme, par défauts de désirs, par dégoût, par défaut d'érection complète, par défaut de conformation. — Stérilité par défaut d'éjaculation, par absence de sparmatozoïdes. — Impuissance chez la femme par vaginisme, par vice de conformation. — Stérilité occasionnelle et momentanée, absence de règles par maladies.

N° 10

L'HERMAPHRODISME

Définition et variétés. — Historique. — Les neufs sortes d'hermaphrodisme. — Malformation masculine et féminine.— Exemples.— Formation des hermaphrodites. — Les hermaphrodites devant la loi. — Mariage. — Erreur de personne. — L'état-civil des hermaphrodites. — Erreur de déclaration. — Les cas célèbres. — L'appétit sexuel chez les hermaphrodites. — L'infantilisme. — Arrêt de développement. — Le féminisme. — L'homme-femme. — La femme-homme.— Les Gynécomastes ou homme à mamelle avec sécrétion lactée. — Types de Gynécomastes.— Arrêt du développement des testicules. — Exemples.

NOUVELLE LIBRAIRIE MÉDICALE

39, *rue de Trévise, à Paris*

Collection à 1 franc le volume

N° 11

La Perversion sexuelle

Définition de la perversion. — Les variétés. — Le fétichisme. — Les fétichistes et leur caractère, la passion du mouchoir, des bottines, des cheveux, des vêtements féminins, des bonnets de nuit, des tabliers, des morceaux de draps, etc. — Le masochisme. — L'amour des coups et de la domination féminine. — Les passionnés des excrétions féminines, de la sueur, des mucosités nasales.—Les buveurs d'urine, les stercoraires, les lécheurs de pieds. — Le sadisme. — Les sanguinaires et les tortionnaires. — Les éventreurs de femmes. — Exemples célèbres. — Les nécrophiles et les vampires. — Déterreurs de cadavres, le viol des mortes. — Bestialité, Exemples de ce vice.

N° 12

LA VIRGINITÉ

L'hymen, situation, formes et anomalies. — Signes de la virginité. — L'hymen n'est pas une certitude. — L'hymen élastique. — Sa persistance après le coït et après l'accouchement. — La défloration chez les peuples d'Orient. — L'infibulation. — La défloration criminelle. — Attentats, viol dans l'hypnotisme et dans le somnambulisme, le chloroforme. — Simulations de viol et coups montés. — Médecine légale. — La continence et la chasteté. — Effets contraires produits par la continence. — Exemples d'abus de chasteté. — Le célibat, maladies produites par le célibat forcé, son immoralité, sa contradiction avec les lois naturelles.

Offenstadt et **C**ie, 39, rue de Trévise, **Paris**

parition de la vérole ; Résultat néfaste de la débauche sur les grands.

V. LA VOLUPTÉ DANS SES RÉSULTATS SUR LA SANTÉ ET LA VIE HUMAINE. — La lâcheté et la férocité engendrée par la volupté ; Effets des abus voluptueux sur la fécondité ; Le sperme stimulant de l'économie générale ; La femme plus voluptueuse que l'homme.

VI. CHASTETÉ ET CONTINENCE. — Impuissance temporaire ; La chasteté absolue ; Le célibat contraire à la femme ; L'abus des fonctions génitales et l'intelligence ; L'érection rebelle à la volonté.

VII. RAPPORTS DES SENS AVEC LES ORGANES GÉNITAUX. — Le toucher, influence des caresses ; L'odorat, effets voluptueux des parfums et de certaines excrétions ; Le goût, Les baisers ; Aberrations singulières de ce sens.

IX. LA VOLUPTÉ ET LA PUDEUR. — La pudeur sert de frein à la violence ; Fragilité de la pudeur ; La pudeur excite la volupté et la prépare ; Dispositions nécessaires à la conservation de l'espèce.

XII. LA FÉCONDATION ET LA VOLUPTÉ. — Les cinq groupes des actes de la génération ; La volupté n'est pas nécessaire chez la femme.

XIII. AFFECTIONS MORALES : PEINES D'AMOUR. — La jalousie chez l'homme et chez la femme ; Jalousie intéressée ; Nymphomanie et crotomanie consécutives à la jalousie ; Exemple d'érotomanie ; Erotomanie mystique ; La monomanie du suicide ; Observation médicale.

XIV. AMOUR ET VOLUPTÉ DANS LES TEMPÉRAMENTS ; INFLUENCES. — L'homme sanguin ; Le bilieux ; Le mélancolique ; Le lymphatique ; La femme lymphatique sanguine ; La blonde et la brune ; Variétés dans les types ; Influence de l'alimentation ; Influences climatériques : Les citadins et les paysans.

XV. AMOUR IDÉAL, AMOUR MATÉRIEL. — L'amour dans les passions ; L'amour dans la vie sociale et l'amour purement physique.

Franco contre mandat-poste de **4 francs**

LE CHICHI

ALBUM GRAND FORMAT

Orné de 75 illustrations
suggestives
obtenues par
la Photographie
d'après nature

PRIX : **1** FRANC

OFFENSTADT et Cie

39, RUE DE TRÉVISE, 39

PARIS